人体健康与免疫科普丛书——疾病诊断篇

主 编 王 辉

副主编 姬新颖 张 冉

编 委（按姓氏笔画排序）：

王 辉　王西京　石 瑛　史福军　刘双全　刘占举

许文荣　李天方　李会强　张 冉　张 炜　张铁汉

陈 葳　尚 佳　聂新民　贾天军　贾战生　姬新颖

人民卫生出版社

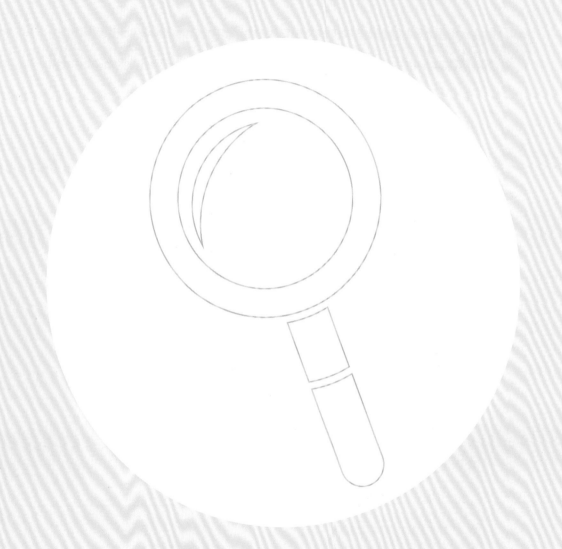

《人体健康与免疫科普丛书》编写委员会

总 主 编　曹雪涛

副总主编　田志刚　于益芝

编　　委（按姓氏笔画排序）

于益芝	马大龙	王　辉	王小宁	王月丹	王全兴
王迎伟	王笑梅	王福生	石桂秀	田志刚	仲人前
孙　兵	杜　英	李　可	李柏青	杨安钢	吴长有
吴玉章	何　维	何　睿	沈关心	沈倍奋	张　毓
张立煌	张学光	陈丽华	郑永唐	单保恩	赵永祥
姜国胜	姚　智	栗占国	徐安龙	高　扬	高　福
唐　宏	黄　波	曹雪涛	储以微	富　宁	路丽明
熊思东	魏海明				

序

科技创新是民族进步的灵魂，是国家兴旺发达的不竭动力。创新驱动发展战略，需要全社会的积极参与，这就意味着要以全球视野、新时代特征、科学精神去激发全民参与创新发展宏伟计划，唯有全民化的科普工作，才能烘托起创新氛围，助力高素质创新队伍建设，加快中国成为世界科技强国的步伐。

免疫学是生物医学领域的前沿学科，其与影响人类生命健康的重大疾病如肿瘤、传染病、自身免疫性疾病乃至器官移植等的发生发展和防治具有密切关系，并在生物医药产业发展中具有带动性和支柱性。免疫学所取得的创新性研究成果在人类健康史上发挥了举足轻重的作用，比如被誉为人类保护神的疫苗的研制和应用挽救了亿万人的生命，天花的消灭就是免疫学成果最好的应用。近年来癌症与炎症性自身免疫疾病的抗体疗法取得了重大突破，受到了医学界与生物产业界的极大关注。

中国免疫学工作者通过近二十年的不断努力与探索，在免疫学领域取得了一系列创新性研究成果，在国际学术杂志发表的免疫学论文数量居世界第二位，由此将中国免疫学的地位推升到世界前列，中国免疫学会也成为全世界会员人数最多的免疫学会。由于中国免疫学的国际影响力，国际免疫学会联盟决定 2019 年将在北京召开每三年一次的国际免疫学大会。可以说中国免疫学工作者的创新性研究和工作为中国医学事业的发展作出了突出贡献。虽然免疫学与各种疾病以及人类生活息息相关，但社会大众对于免疫学这一专业科学领域中的问题还存在诸多困惑，事关免疫学的社会问题也时有发生，比如"疫苗问题""魏则西事件"等。究其原因有多种，其中之一在于免疫学知识在大众中普及的程度不够。对大众就免疫学问题答疑解惑成为我国免疫学工作者义不容辞的责任和义务。

习近平总书记在 2016 年的"科技三会"上指出，"科技创新、科学普及是实现创新发展的两翼，要把科学普及放在与科技创新同等重要的位置。没有全民科学素质普遍提高，就难以建立起宏大的高素质创新大军，难以实现科技成果快速转化。"这一重要讲话，对于在新的历史起点上推动我国科学普及事业的发展，意义十分重大。中国免疫学会在秘书长曹雪涛院士、科普专业委员会主任委员于益芝教授的带领下，积极参与免疫学科普活动，体现了他们的社会责任心和担当。他们组织了以中国免疫学会科普专业委员会为班底的专家，历经多次讨论和思考，凝练出 300 个左右大众非常关心的有关免疫学的问题，用漫画辅以专家解读的形式给予答疑解惑，同时配以"健康小贴士"的方式从免疫学专家的角度给予大众的健康生活以科学的建议。编委会将从疾病的诊断、预防、治疗以及免疫学成果等多个方面编写出系列免疫学科普丛书（共 10 本）为大众普及免疫学知识。

感谢中国免疫学工作者的辛勤劳动！希望这一套科普丛书能够为中国人民的健康事业的发展做出应有的贡献。是为序。

十一届全国人大常委会副委员长

中国药学会名誉理事长

中国工程院院士

桑国卫

2017 年 10 月 22 日

目录

1 为什么免疫学检测技术在疾病诊断中那么重要

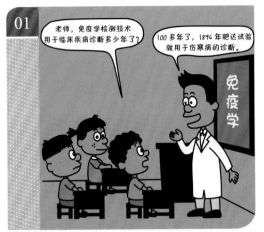

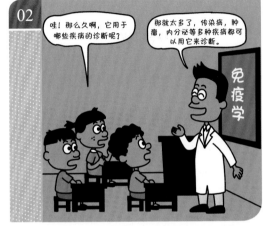

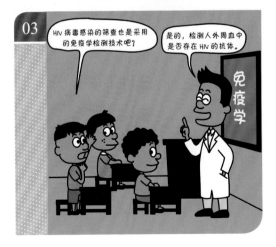

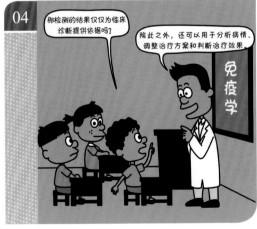

专家解读

免疫学检测技术多种多样，临床上最常用的有免疫比浊、标记免疫技术和免疫凝集试验等，不同的技术用在不同的标志物或不同的检测情况下。其检测的物质分为两部分：一部分是检测免疫活性细胞、抗原、抗体、补体、细胞因子和细胞黏附分子等免疫相关物质；另一部分则是检测体液中微量物质如激素、酶、血浆微量蛋白、血液药物浓度和微量元素等。检测结果可为临床确定诊断、分析病情、调整治疗方案和判断预后等提供有效实验依据。

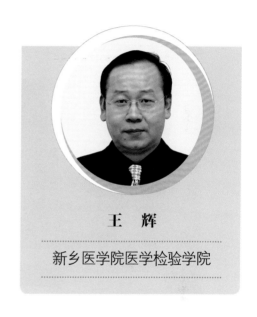

王 辉

新乡医学院医学检验学院

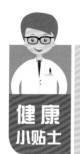

健康
小贴士

临床免疫检测的结果有很多直接与疾病的诊断和治疗相关，因此非常重要。

2 感觉免疫力差，需要做些什么检查

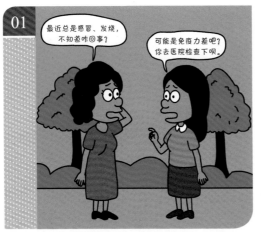

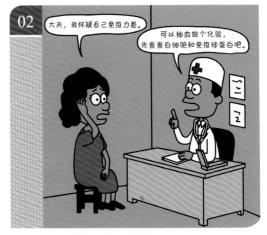

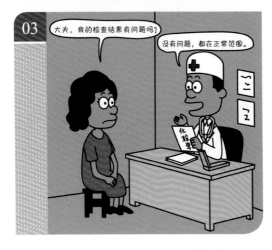

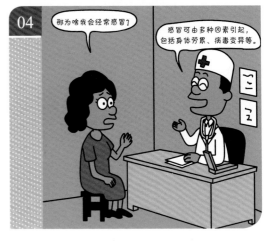

专家解读 🔍 ....

在临床上，需要通过对重要的免疫细胞和免疫分子进行检查，以判断一个人的免疫功能：①血常规：白细胞数量（包括中性粒细胞、淋巴细胞、单核细胞等）；②免疫球蛋白总量：IgM和IgG；③补体：C3；④淋巴细胞亚群计数：检测 T 淋巴细胞（CD4 和 CD8）、B 淋巴细胞和NK 细胞（用流式细胞仪）等。

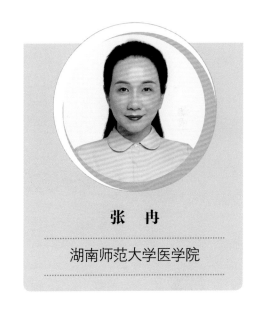

张 冉

湖南师范大学医学院

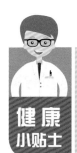

健康的生活方式有利于维护机体的免疫力，比如摄入足够的营养，适当运动，讲究卫生等。

3 什么是乙肝两对半

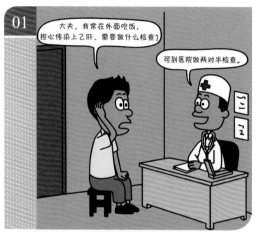

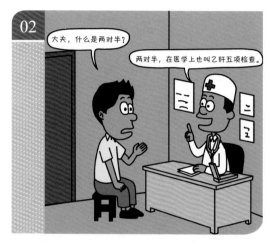

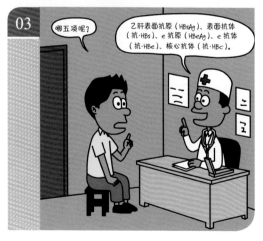

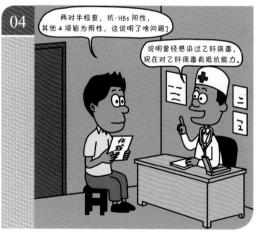

专家解读 🔍 ··

对于乙肝五项的检查结果，解读如下：
①抗 –HBs 阳性，其他四项阴性，说明患者曾经感染过乙肝病毒（HBV），对 HBV 有抵抗能力，但目前一切正常；② HBsAg、HBeAg、抗 –HBc 均为阳性，其余两项阴性。这种情况俗称"乙肝大三阳"，说明患者有急、慢性乙型肝炎，传染性比较强；③ HBsAg、HBeAg 阳性，其余三项阴性，说明患者处于急性乙型肝炎的早期；④抗 –HBs、抗 –HBe、抗 –HBc 均为阳性，其余两项阴性，说明患者处于乙型肝炎的恢复期，对 HBV 已具有免疫力。

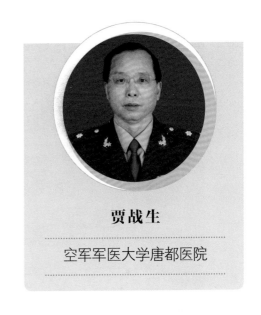

贾战生

空军军医大学唐都医院

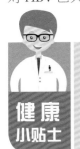

健康小贴士

若怀疑自己得了乙型病毒性肝炎，可到正规医院去做乙肝五项检查。

4 抗 -HBcIgG 阳性是不是说明体内有 HBV 感染

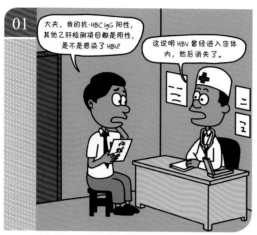

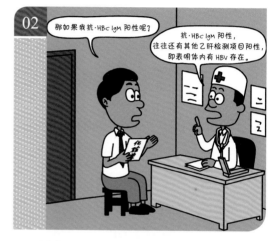

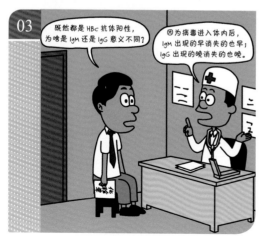

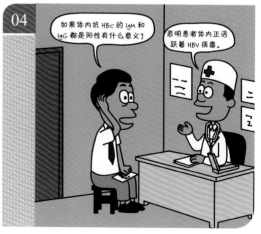

专家解读 🔍 ⋯⋯⋯⋯⋯⋯⋯⋯⋯⋯⋯⋯⋯⋯⋯⋯⋯⋯⋯⋯⋯⋯⋯

抗 –HBc 包括 IgM 和 IgG，IgM 在发病第一周即可出现，六个月内消失，活动期慢性乙型肝炎患者可持续存在，是 HBV 急性感染的早期指标和病毒复制标志。IgG 在血清中可以长期存在，是既往感染的标志。由于既往和现症感染均可出现抗 –HBc，无保护作用，因此，单独分析抗 –HBc 没有意义，需联合分析乙肝五项的结果，最好同时检测 IgM，进行综合判断。

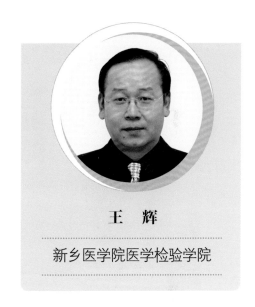

王 辉

新乡医学院医学检验学院

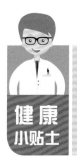

健康小贴士

抗 –HBc IgM 阳性，是 HBV 急性感染的早期指标和病毒复制标志。

5 怎么确定是不是被传染上甲肝

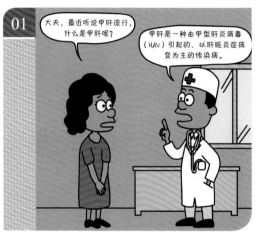

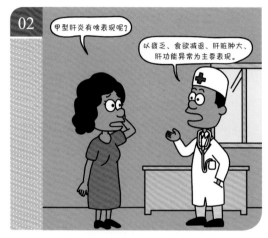

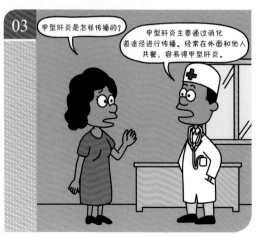

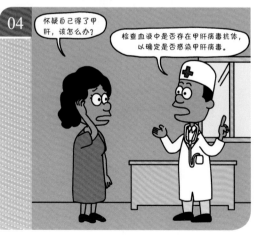

专家解读 🔍 ....

甲型病毒性肝炎（简称甲肝），是一种由甲型肝炎病毒（HAV）引起的、以肝脏炎症病变为主的传染病。在临床上以疲乏、食欲减退、肝脏肿大、肝功能异常为主要表现。任何年龄的人均有可能患甲肝，但以儿童和青少年患者更多一些。主要通过消化道途径进行传播。

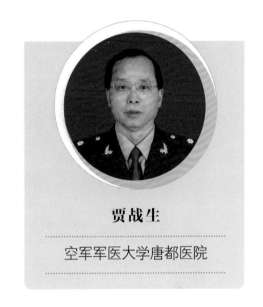

贾战生

空军军医大学唐都医院

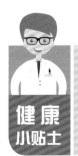

健康
小贴士

若怀疑自己得了甲型肝炎，可做一个肝功能检查，若转氨酶增高，可进一步检查抗甲肝病毒抗体。

6 输血会不会得丙肝

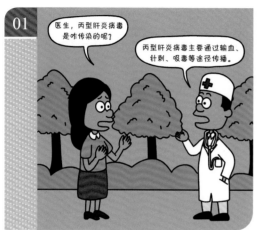

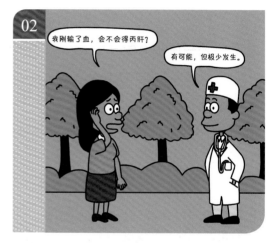

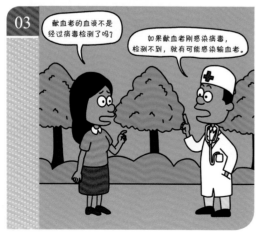

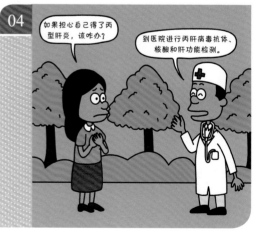

专家解读 🔍 ···

经输血和血制品传播是丙型病毒性肝炎（简称丙肝）最重要的传播途径。目前，丙肝的主要检测指标是丙肝病毒抗体（抗－HCV）检测。由于抗－HCV存在窗口期、抗－HCV检测试剂的质量不稳定，以及少数感染者不产生抗－HCV，可能会有少数HCV阳性的人成为献血者，因此，接受大量输血和血液透析的人，仍有可能感染丙肝病毒。

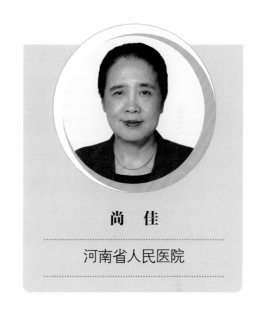

尚　佳

河南省人民医院

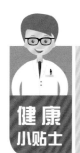

健康小贴士

接受输血的人员，若担心自己得上丙型肝炎，可到医院进行丙肝病毒抗体、核酸及肝功能的检测。

7 感染了 HIV 是不是就是艾滋病病人

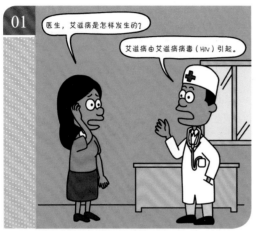

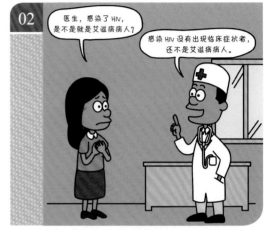

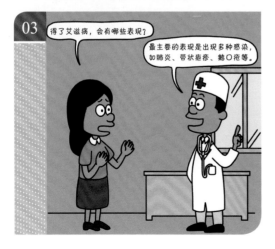

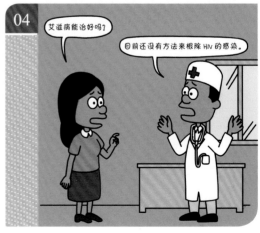

专家解读

艾滋病由艾滋病病毒（HIV）引起，是一种危害性极大的传染性疾病。患者会出现一些特殊病症，比如多种严重的感染，如带状疱疹、鹅口疮、肺结核等；特殊病原体引起的肠炎、肺炎、脑炎等。在疾病的后期，则常常发生恶性肿瘤，最后因机体功能衰竭而死亡。但 HIV 可以在人体内长期存在，而不出现任何症状。因此，感染了 HIV，并不意味着就是艾滋病病人。如果患者在近期有不洁性接触史或者输血、献血史，还具有相应的临床病症，就需要立即到正规医院进行实验室检查。

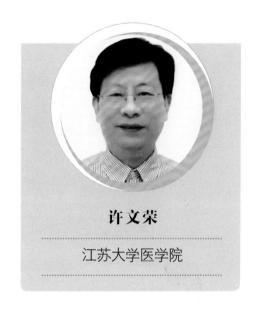

许文荣

江苏大学医学院

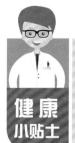

健康小贴士

感染 HIV 而未出现临床症状者，不是艾滋病患者，仅仅是 HIV 感染者。

8 梅毒血清试验阳性一定是得了梅毒吗

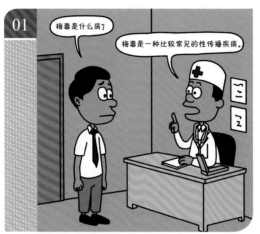

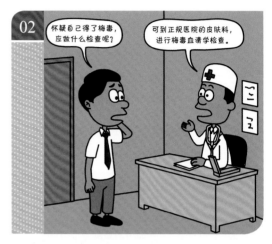

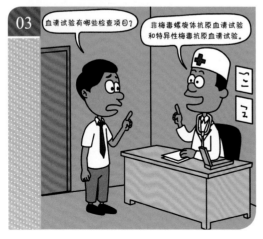

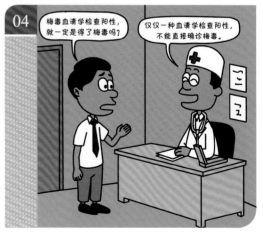

专家解读

梅毒是一种比较常见的性传播疾病，梅毒血清试验是诊断梅毒的重要检测项目，可分两种类型：①非梅毒螺旋体抗原血清试验：本试验敏感性高而特异性较低，一般作为筛选和定量试验，观察疗效，确定病情是否复发及再感染；②梅毒螺旋体抗原血清试验：这种试验敏感性和特异性均高，一般用作证实试验。梅毒的血清学检查，可以出现假阳性的情况。因此，仅是一种血清学检查阳性，不能确诊感染梅毒。

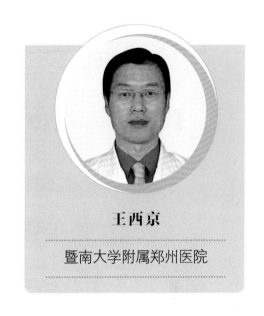

王西京

暨南大学附属郑州医院

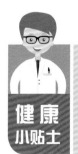

健康小贴士

如果患者有不安全性接触史，并有梅毒相应表现，加上梅毒血清学检查阳性，即可认为患者得了梅毒。

怀疑自己感染了 HIV 要做什么检查

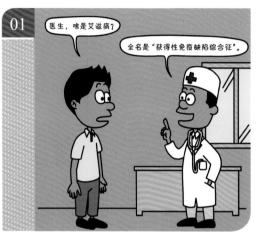

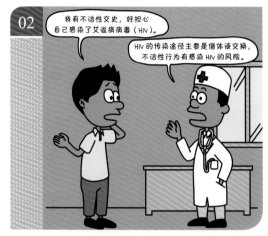

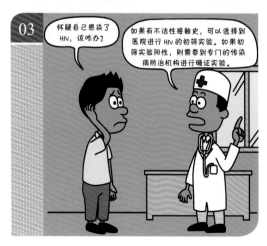

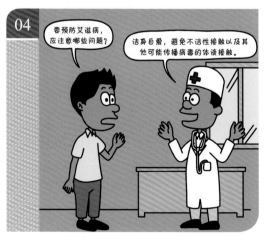

专家解读

艾滋病，全名"获得性免疫缺陷综合征"。因这种病传播极快，死亡率极高，故又被称为"超级癌症"。艾滋病病毒的传染途径主要是体液交换，因此它可以通过性行为来传染，不安全的性行为会带来得艾滋病的风险。目前艾滋病还不能够完全治愈并且至今还没有能够有效预防艾滋病的疫苗。如果有了不洁性接触史，可以选择到正规医院就诊，进行艾滋病的初筛实验。如果初筛实验阳性，则需要到专门的传染病防治机构进行确证实验来进行诊断。

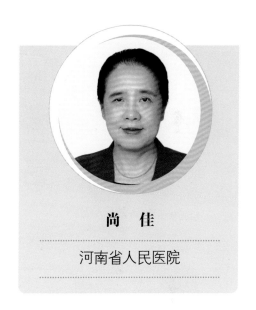

尚 佳

河南省人民医院

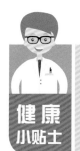

健康
小贴士

如有不洁性接触史，可到正规医院进行艾滋病初筛实验。若初筛实验阳性，则需要到专门的传染病防治机构进行确证实验。

10 得了结核病临床有哪些表现

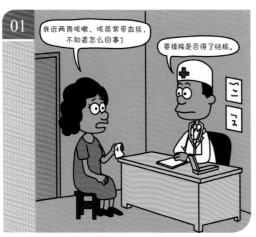

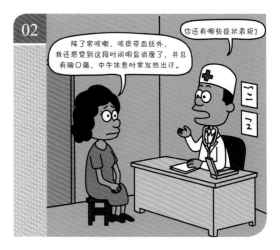

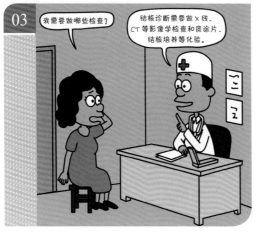

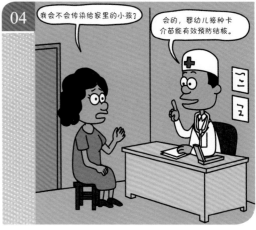

专家解读 🔍 ···

　　结核病旧称痨病，是由结核分枝杆菌感染所引发的一种慢性传染病。结核的易感人群为自然免疫力和获得免疫力低下的人群如婴幼儿、老年人、免疫抑制剂使用者和慢性疾病患者等。结核的诊断主要依靠临床症状、影像学和实验室检查。卡介苗（BCG）是目前人类普遍使用的抗结核疫苗。近年来，随着结核分枝杆菌多重耐药菌株的增多以及人类免疫缺陷病毒感染人数的增多，结核病发病率有升高的趋势。

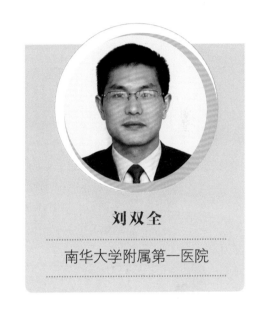

刘双全

南华大学附属第一医院

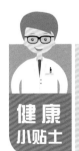

健康
小贴士

　　春季是肺结核等呼吸道感染疾病的易发时节，注意勤洗手、开窗通风、适时增减衣服。

11 如何知道自己是否感染 EB 病毒

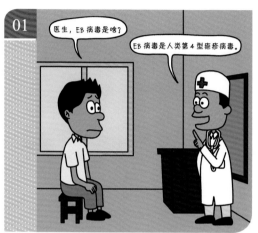

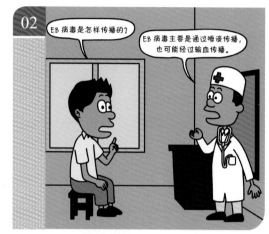

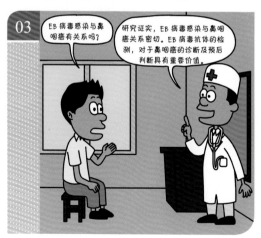

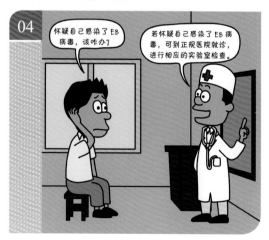

专家解读 🔍 . . . .

EB 病毒是人类第 4 型疱疹病毒，在我国 3 ~ 5 岁的儿童中，EB 病毒抗体的阳性率可达 90% 以上。这种病毒主要是通过唾液传播，也可经过输血感染。EB 病毒感染与鼻咽癌的发生关系密切，在鼻咽癌患者的血清中，EB 病毒抗体的检出率可达到 90% 以上。如果怀疑自己感染了 EB 病毒，可以到附近的正规医院进行相应的实验室检查。可采用免疫酶染色法或免疫荧光技术来检测血清 EB 病毒抗体。如果此抗体阳性，则考虑有 EB 病毒近期感染。

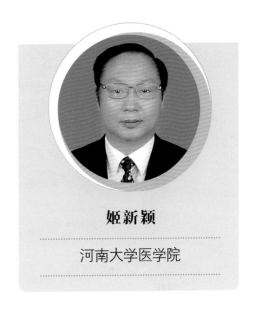

姬新颖

河南大学医学院

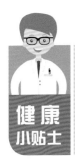

健康小贴士

假如怀疑自己感染了 EB 病毒，可到正规医院进行血清 EB 抗体检测。

甲胎蛋白（AFP）超过正常值是否一定有肝癌

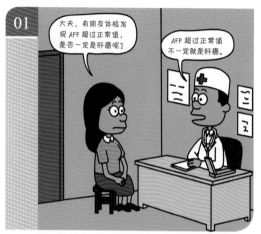

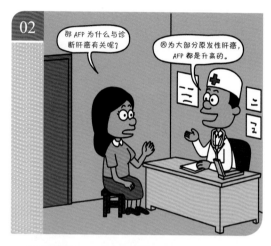

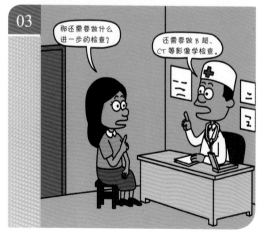

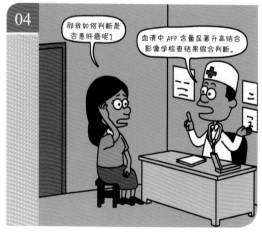

专家解读 🔍 ··

甲胎蛋白（AFP）是一种糖蛋白，正常情况下，胎儿出生后约两周 AFP 逐渐从血液中消失。AFP 升高是否为患肝癌，需要根据以下几个方面初步判断：①动态观察 AFP 含量的变化，持续 4 周 AFP 大于 400 μg/L；②持续 8 周 AFP 在 200～400 μg/L；③肝硬化患者大于 200 μg/L；④当 ALT 和 AST 下降以后，AFP 并未跟着下降等。以上须考虑肝癌发生的可能，但需再结合影像学检查，并非只要出现血清 AFP 升高，就可诊断为肝癌。

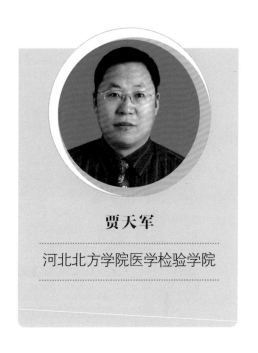

贾天军

河北北方学院医学检验学院

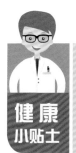

健康小贴士

AFP 超过正常值时，需进一步结合病史、影像学检查和动态检测等，剖析引起 AFP 升高的原因。

CEA 超过正常值是怎么回事

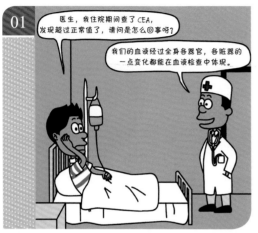

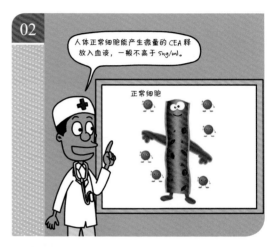

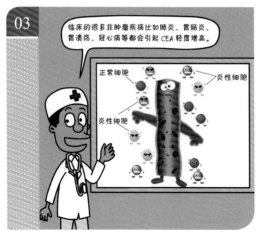

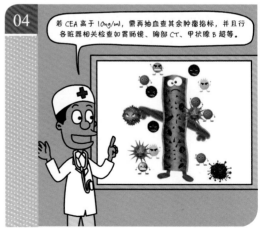

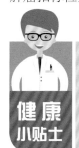

专家解读 🔍 ···

CEA 也叫癌胚抗原，是众多肿瘤标志物中最值得重视的一个。CEA 的正常范围是小于 5 ng/ml，5～7.5 ng/ml 之间一般考虑为轻度增高。临床的很多非肿瘤疾病比如肺炎、胃肠炎、胃溃疡、冠心病等都会引起 CEA 轻度增高。但是，如果发现高于 7.5 ng/ml 甚至高于 10 ng/ml，需要高度重视。如果近 2～3 个月反复出现大便不成形，大便颜色发黑，甚至带血，而且身体明显消瘦但胃口不变，那么强烈建议行肠镜检查，排除结肠癌的可能，此外，还需要抽血行其余各肿瘤指标检查。

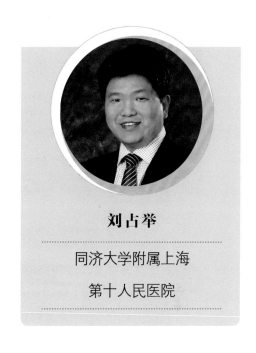

刘占举

同济大学附属上海
第十人民医院

健康
小贴士

CEA 异常增高不仅仅提示结肠癌可能，肺癌、胰腺癌、胃癌以及甲状腺癌等全身各脏器的癌症都有可能引起该指标增高。

14 某一项癌症标志物指标偏高是不是说明得了恶性肿瘤

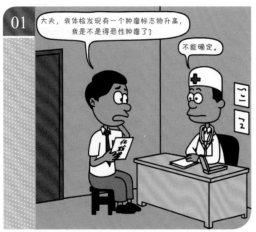

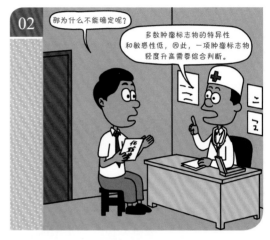

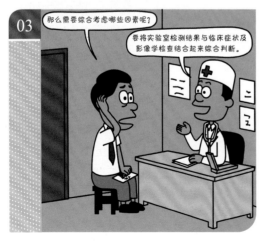

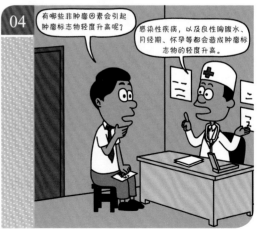

专家解读 🔍 ....

肿瘤标志物的升高分两个水平：轻度升高和大幅度升高。轻度升高要综合考虑，对于初次升高的患者，建议三至四周复查一次。大幅度升高，就需要高度重视了，建议作进一步检查。由于多数肿瘤标志物的特异性和敏感性低，很多良性疾病都会引起肿瘤标志物的轻度升高，因此，一项肿瘤标志物轻度升高需要综合考虑。首先要考虑是不是检测误差造成的升高，第二要注意标本溶血等因素，第三就是年龄因素，年长者 PSA、CEA、CA199 等标志物会轻度升高。

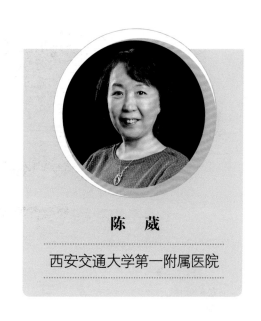

陈　葳

西安交通大学第一附属医院

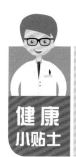

健康小贴士

肿瘤标志物是肿瘤诊断的辅助指标，一项肿瘤标志物轻度升高并不意味着得了恶性肿瘤。

15 有什么检查方法可以早期诊断卵巢癌

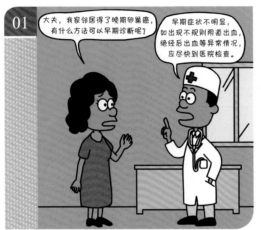

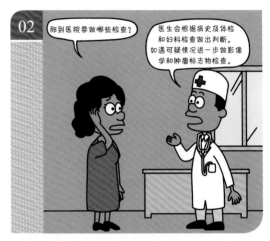

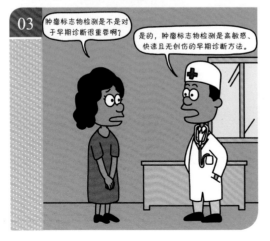

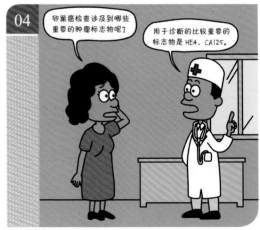

专家解读

早期诊断是降低卵巢癌死亡率的主要措施。卵巢癌诊断主要有阴道超声检查和实验室检查。CA125 是目前临床上最好的、最为常用的判断卵巢癌的肿瘤标志物，但 CA125 的特异性较低，容易出现假阳性。另外，近一半的卵巢癌 I 期患者并没有 CA125 水平升高的现象。人附睾蛋白 4（HE4）是一种新的肿瘤标志物，拥有最佳的敏感性和特异性，尤其对早期卵巢癌（I、II 期卵巢癌）检测效果更佳。HE4 作为卵巢癌二线筛查，性能优于阴道超声检查。联合检测 HE4 和 CA125 时，可有效提高诊断能力，提高卵巢癌诊断的准确性。

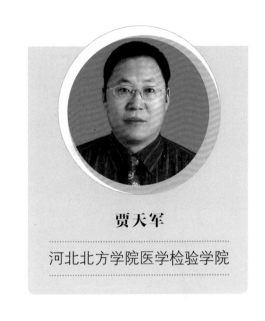

贾天军

河北北方学院医学检验学院

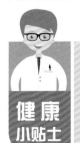

健康小贴士

卵巢癌是女性生殖器官常见的恶性肿瘤之一，预防至关重要，养成合理调整饮食结构、加强体育锻炼及定期体检的习惯非常重要。

16 喝牛奶会导致皮疹、湿疹甚至腹泻，这是不是病

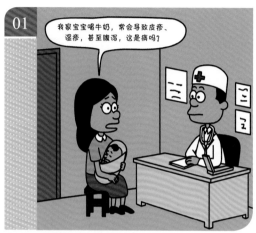

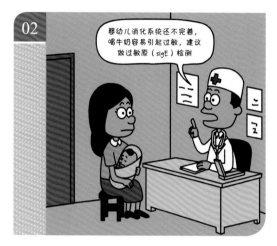

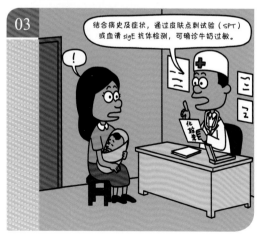

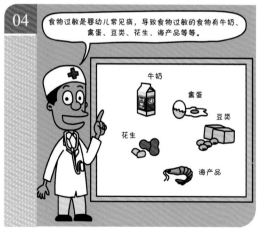

专家解读 🔍 ··

食物过敏是婴幼儿的常见病。导致过敏的常见食物包括奶类、蛋类、海产品、豆类、花生、腰果、谷物，等等。婴幼儿消化系统不完善，食物中蛋白作为过敏原诱导产生特异性 IgE（sIgE）抗体；体内 IgE 抗体介导食物过敏发生导致皮肤（湿疹、皮疹）或消化系统（腹泻）症状；严重的食物过敏也会导致过敏性休克危及生命。婴幼儿食物过敏需要积极诊治，虽然多数婴幼儿食物过敏伴随消化系统完善而逐渐缓解消失，但极少数食物过敏会发展为吸入性过敏性哮喘。

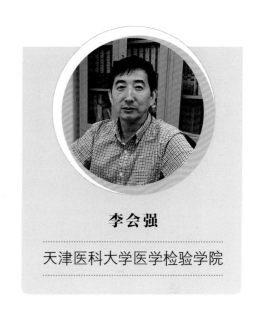

李会强

天津医科大学医学检验学院

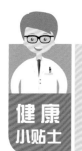

婴幼儿食物过敏需重视，需及时就医诊治。皮肤点刺试验和血清 sIgE 抗体检测可明确过敏食物，结合病史即可诊断。合理安排膳食，规避过敏食物可防止食物过敏，特异性脱敏治疗也是有效措施。

17 孩子总是打喷嚏流鼻涕，吃了药也不见好，到底是什么病

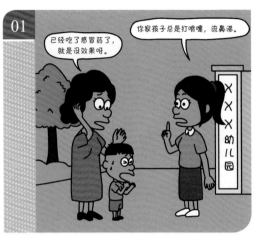

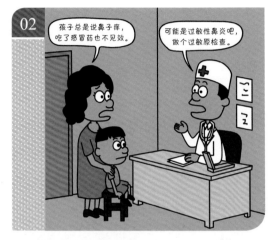

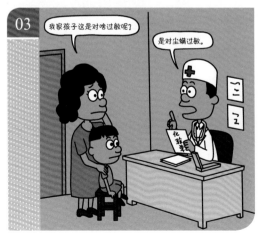

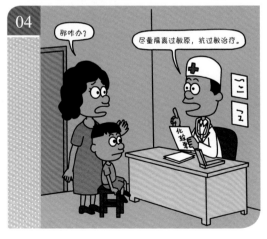

专家解读 🔍 ....

儿童过敏性鼻炎近年来发病人数不断增多，症状跟感冒相似，所以起病之初经常会被当作感冒治疗。但这两种病的发病原因完全不同，感冒是由于病毒等病原体感染而起，过敏性鼻炎则是呼吸道对某种物质过敏，儿童比较常见的过敏原主要是粉尘螨。

过敏性鼻炎的诊断方法，主要是检查对常见过敏原的特异性 IgE 抗体及其效价。治疗方案主要有尽量脱离过敏原，用各种抗过敏药物或者在医生指导下进行脱敏疗法。

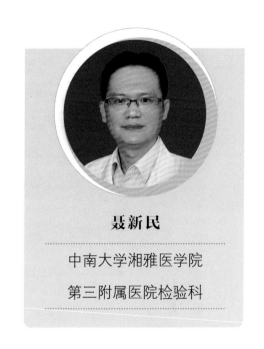

聂新民

中南大学湘雅医学院

第三附属医院检验科

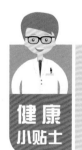

健康小贴士

隔离过敏原是最好的方法，大部分儿童过敏性鼻炎是由于螨虫引起，所以儿童所到之处要尽量清除螨虫。

18 每次吃海鲜后都会腹痛腹泻，这是怎么回事儿

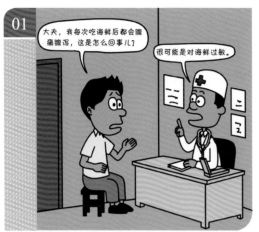

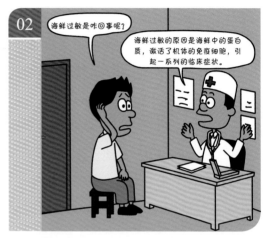

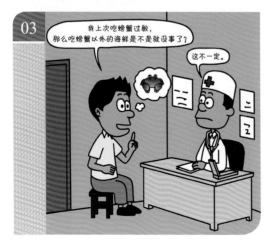

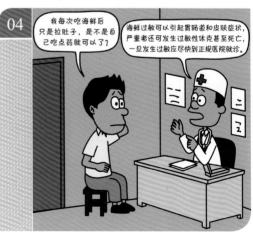

专家解读

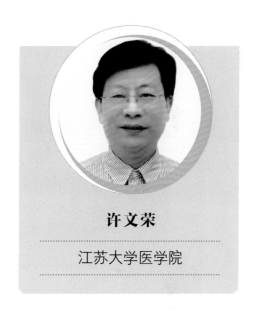

许文荣

江苏大学医学院

如果每次吃海鲜，你都会有不同程度的拉肚子症状，很可能就是海鲜过敏了，临床上称为过敏性胃肠炎。

海鲜过敏的原因是由于海鲜中富含蛋白质，但是这些蛋白对于人体是异种蛋白也就是异种抗原，这些异种蛋白直接或间接地激活免疫细胞，引起组胺、白三烯等化学介质的释放，继而产生一系列复杂的生物化学反应，人体就表现出恶心、腹痛、腹泻等胃肠道症状和皮肤充血、湿疹、瘙痒、荨麻疹等皮肤症状，严重者可导致过敏性休克甚至死亡。

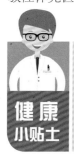

健康小贴士

寻找和避免接触致敏性过敏原是防治过敏的关键。

19 每到春天就开始皮肤瘙痒、哮喘发作，这是什么病

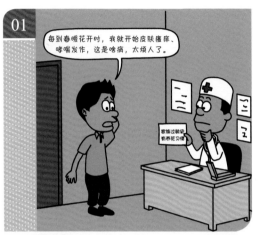

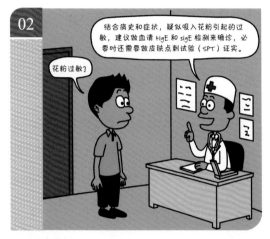

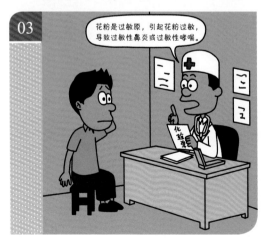

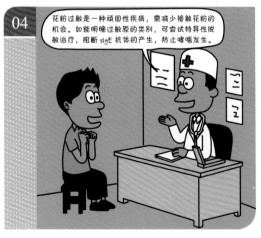

专家解读 🔍 ....

花粉过敏是一种常见病、多发病。花粉过敏原诱导特殊人群（过敏体质）产生特异性 IgE（sIgE）抗体，此类抗体可结合肥大细胞或嗜碱性粒细胞使人体处于致敏状态。致敏状态人体再次接触过敏原，导致致敏细胞释放活性介质，引起瘙痒、哮喘，甚至引起过敏性休克。诊断花粉过敏需结合病史、家族史和过敏原检测（sIgE 和 SPT）。在明确过敏原的前提下，特异性脱敏治疗是重要的治疗措施，外周血嗜碱性粒细胞激活试验（BAT）可评估脱敏治疗的效果。

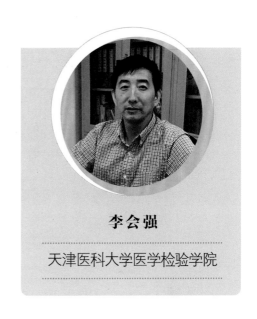

李会强

天津医科大学医学检验学院

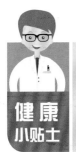

健康小贴士

避免接触花粉可有效防止花粉过敏。查出过敏原，实施特异性脱敏治疗是彻底治愈花粉过敏的重要措施。

20 每天早晨起来手指关节肿疼，会不会是得了类风湿关节炎

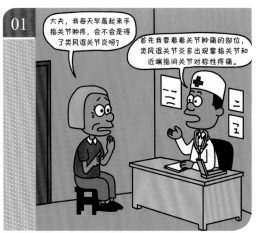

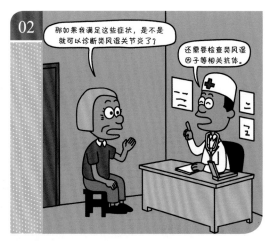

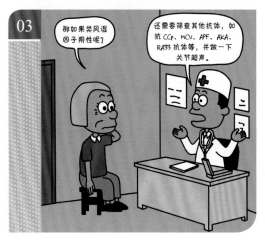

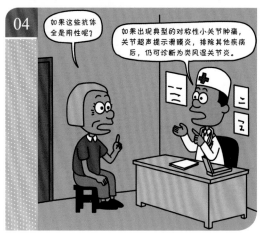

专家解读

类风湿性关节炎典型的临床表现为多个小关节对称性疼痛和肿胀，晨僵时间超过一个小时。常见受累的部位为手腕部与足部小关节。大关节如膝关节也可累及。实验室检查常可检测到相关抗体。X线检查可见关节边缘骨质的侵蚀破坏，磁共振检查可见滑膜增生、软骨破坏及骨髓水肿。一旦确诊，应立即开始正规治疗，最终以期获得无药状态下的临床缓解或低疾病活动状态，防止关节畸形、破坏。

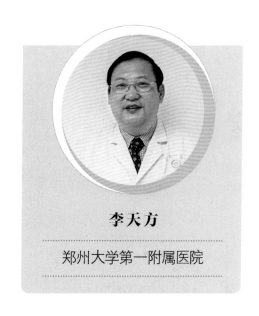

李天方

郑州大学第一附属医院

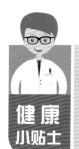

健康
小贴士

如果您发现 3 个以上的小关节肿痛，请及时到正规医院的风湿免疫科就诊。

21 腰疼多年是什么病

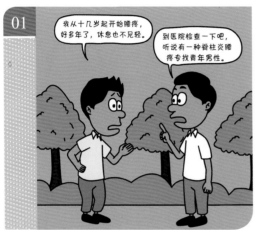

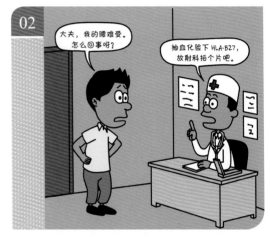

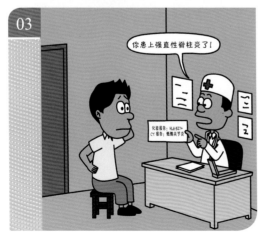

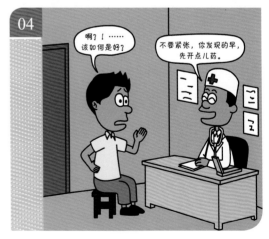

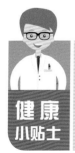

专家解读 🔍

强直性脊柱炎是以骶髂关节和脊柱附着点炎症为主要症状的疾病，本病以 18~22 岁之间的男性为高发。与人类白细胞抗原 B27（HLA-B27）密切相关。其起病比较隐匿，早期可表现出轻度的全身症状，如乏力、消瘦、长期或间断低热、厌食、轻度贫血等。约 90% 的病人最先表现为骶髂关节炎，出现反复发作的腰痛，腰骶部僵硬感。随着病情发展，各脊柱段及关节活动受限和畸形，晚期整个脊柱和下肢变成僵硬的弓形，向前屈曲，并可造成不同程度的眼、肺、肌肉、骨骼、心脏、神经系统病变，属自身免疫性疾病。

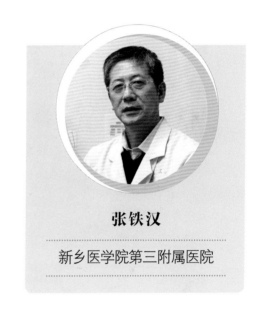

张铁汉

新乡医学院第三附属医院

长期腰背酸疼，脊柱强直，尽快到医院进行相关检查，早期正规治疗，控制病情发展。

22 持续低烧，面部出现片状皮疹，去医院要到哪个科去看病

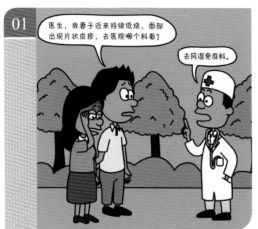

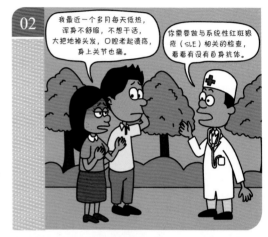

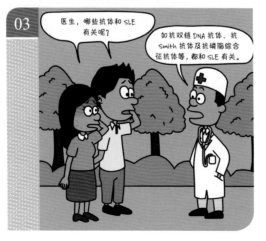

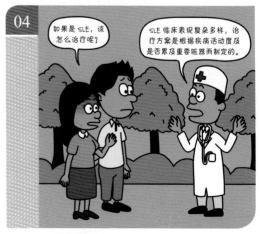

专家解读

SLE 是自身免疫病的原型，临床表现多种多样，常见症状有发热、皮疹、脱发、口腔溃疡及关节痛等。疾病的严重程度轻重不一，全身各系统均可累及，如肾脏、心肺、消化及神经系统，严重时危及生命。免疫学检查可见 SLE 特异性自身抗体，不过，自身抗体阴性也不能排除 SLE 的可能性。临床上常根据受累系统选用对应的免疫抑制剂，并联合糖皮质激素进行治疗。

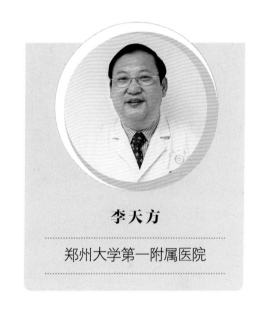

李天方

郑州大学第一附属医院

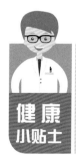

健康小贴士

如果您出现不明原因的低热、乏力、脱发和口腔溃疡时，请及时到风湿免疫科就诊，一旦确诊，注意避免光照、感冒及染发等。

23 为什么自身抗体检测对自身免疫性疾病的诊断特别关键

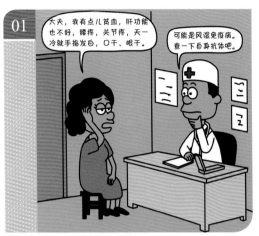

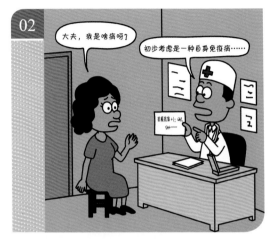

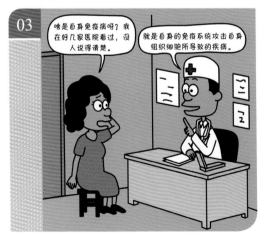

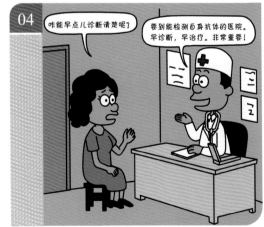

专家解读 🔍 ···

自身抗体是指针对自身组织、器官、细胞及细胞成分的抗体。人体的生长、发育和生存有完整的自身免疫耐受机制的维持，正常的免疫反应有保护性防御作用，即对自身组织、成分不发生反应。一旦自身耐受的完整性遭到破坏，则机体视自身组织、成分为"异物"，而发生自身免疫反应。产生高滴度的自身抗体时，对自身组织产生损伤，导致自身免疫病发生，出现贫血，肝功能也不好，腰疼，关节疼，天冷手指发白，口干、眼干等临床表现。

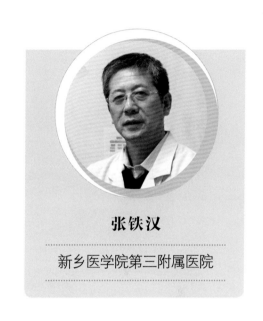

张铁汉

新乡医学院第三附属医院

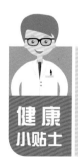

健康小贴士

自身免疫病女性多见，有贫血、肝功异常、腰疼、关节疼、天冷手指发白、口干、眼干等症状时，一定到医院查自身抗体（抗核抗体、线粒体抗体、ANCA、心磷脂抗体等）。

Ⅰ型糖尿病和Ⅱ型糖尿病有什么区别

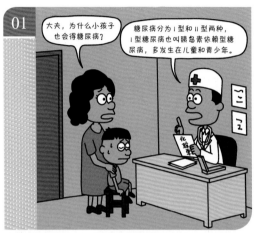

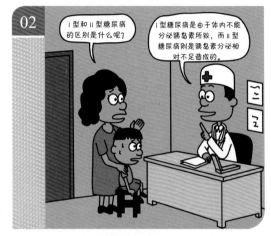

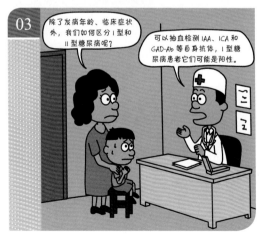

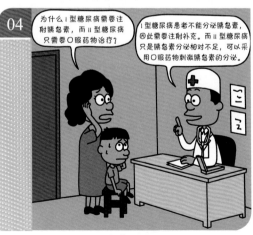

专家解读

胰岛素是由胰脏内的胰岛 β 细胞受内源性或外源性物质如葡萄糖、乳糖和胰高血糖素等的刺激而分泌的一种激素。是机体内唯一降低血糖的激素，并促进糖原、脂肪、蛋白质合成。Ⅰ型糖尿病是由于机体产生胰岛素的胰岛 β 细胞受损，不能分泌胰岛素所造成的；Ⅱ型糖尿病是由于胰岛素分泌相对不足，有些是胰岛素抵抗造成的。实验室检查可以抽血检测胰岛素自身抗体（IAA）、胰岛细胞抗体（ICA）、谷氨酸脱羧酶抗体（GAD-Ab）等，Ⅰ型糖尿病患者这些抗体可以是阳性，还可以表现为胰岛素及 C- 肽水平很低。

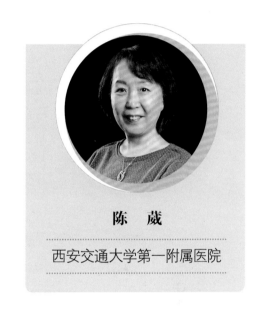

陈 葳

西安交通大学第一附属医院

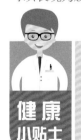

Ⅰ型糖尿病是遗传或自身免疫性因素造成的，胰岛素分泌绝对不足。患者发病年龄轻、病情进展快，需进行胰岛素注射治疗。

25 肚子痛，经常腹泻，便中带血，要做什么检查呢

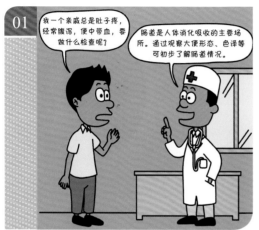

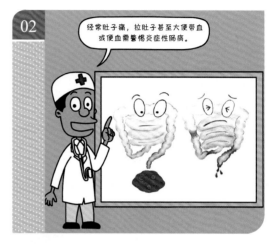

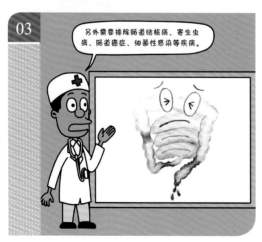

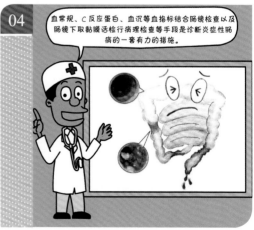

专家解读

经常肚子痛、拉肚子甚至大便带血，我们需警惕肠道疾病，比如肿瘤、炎症、结核以及寄生虫感染等。此外，需高度重视一种自身免疫性肠病——炎症性肠病的可能。

炎症性肠病包括克罗恩病和溃疡性结肠炎。该病患者会出现反复发热，经常肚子痛（以肚脐周围或者偏下的部位最明显），反复拉肚子，大便带脓液甚至带鲜红色血等情况。血常规、C 反应蛋白、血沉等指标结合肠镜检查以及肠镜下取黏膜活检行病理检查等手段是诊断炎症性肠病的一套有力的措施。

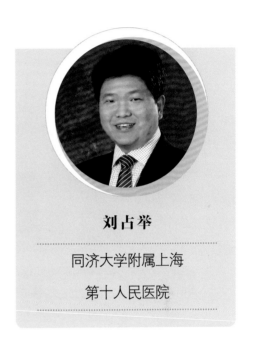

刘占举

同济大学附属上海

第十人民医院

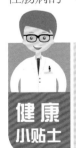

健康小贴士

经常肚子痛、拉肚子甚至大便带血，需到医院消化科就诊并进行相关检查，最重要的是肠镜检查，明确肠道是否存在病变。

26 怎样确诊免疫性不孕症

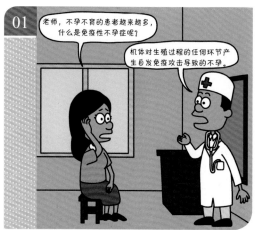

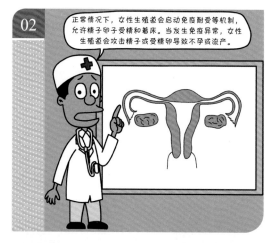

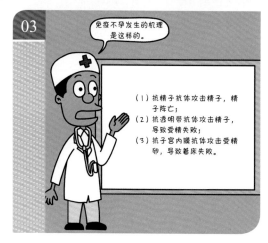

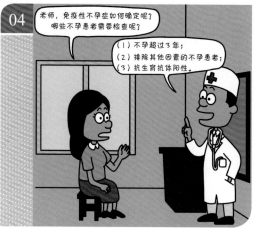

妊娠的建立包括精卵结合、胚胎着床等过程，虽然精子对于女性生殖道是一个外来入侵者，但正常情况下女性生殖道会通过免疫调节产生免疫耐受和豁免，不攻击精子和受精卵，使其正常受孕并在子宫内安营扎寨、继续生活。当机体发生免疫异常的时候，会产生抗精子抗体、抗透明带抗体、抗子宫内膜抗体等，攻击精子或受精卵，导致妊娠失败，从而引起不孕。确诊免疫性不孕：①不孕超过 3 年；②先排除导致不孕的其他因素；③可靠的检测方法检测到抗生育抗体。

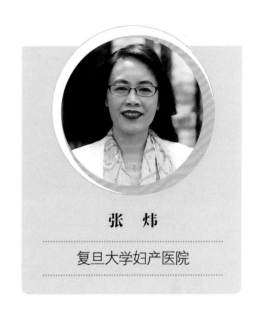

张 炜

复旦大学妇产医院

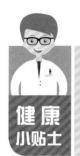

健康小贴士

不孕 3 年以上，已经排除其他导致不孕的因素的患者，建议检查免疫因素。

如何知道是否发生了器官移植后的排斥反应

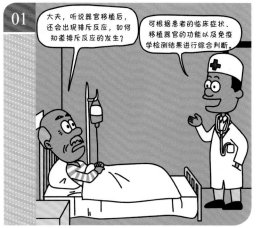

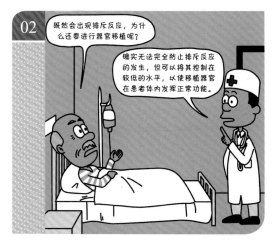

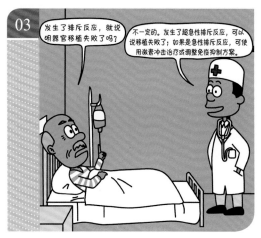

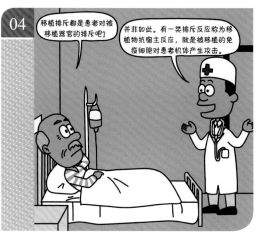

专家解读 🔍 ···

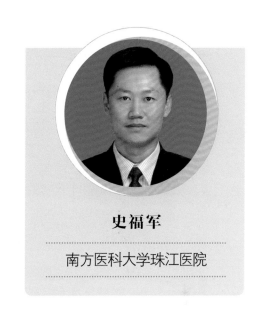

史福军

南方医科大学珠江医院

排斥反应可分为 4 类：①超急性排斥反应：可导致移植器官的水肿与坏死，一旦发生时只能切除移植器官；②急性排斥反应：临床上发生率最高，可见于移植后的任何时间段，发生后多可有效治疗；③慢性排斥反应：主要表现为所移植器官的广泛缺血和纤维化，其功能缓慢减退直至完全衰竭，是目前器官移植的最大障碍；④移植物抗宿主反应：与前三种导致移植失败的后果不同，这种反应可致患者多器官功能衰竭乃至死亡，临床上需要特别警惕。

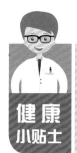

健康小贴士

选择国家批准的具有器官移植资质的医院，是患者考虑器官移植的首要和唯一选择。

28 导致不孕的因素有哪些

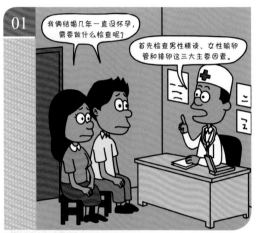

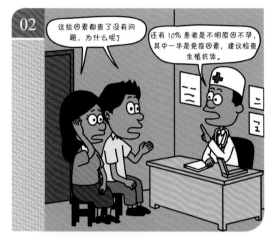

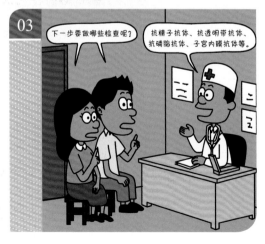

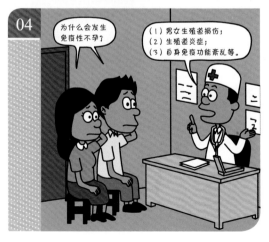

专家解读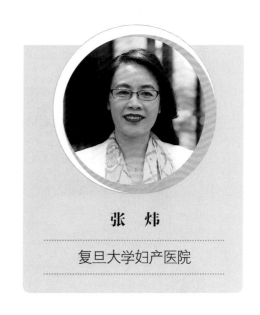

导致不孕因素很多，主要因素包括男性（30%）、女性输卵管因素（30%）、排卵障碍（25%~30%），5%~15%是免疫性不孕。确诊免疫性因素必须先排除导致不孕的其他因素，然后通过可靠的检测方法检测到抗生育抗体，抗生育抗体包括抗精子抗体、抗透明带抗体、抗磷脂抗体和子宫内膜抗体等。

张 炜

复旦大学妇产医院

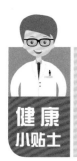

健康小贴士

生殖道损伤、生殖道炎症、自身免疫疾病是与免疫性不孕相关的重要因素，需要重视。

能不能给兄弟捐一个肾

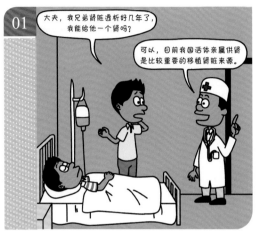

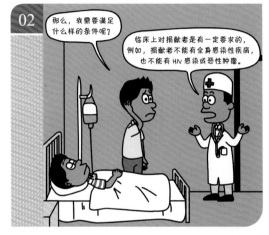

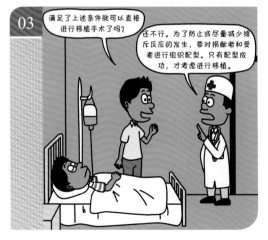

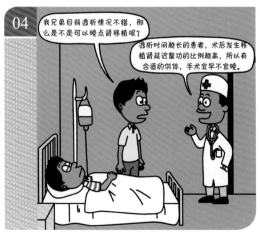

专家解读

因为患者自身的免疫系统能识别"非自身"的外来器官，并对其发动免疫"攻击"，从而导致所移植器官发生功能损害乃至完成失去功能，因此，移植后必须使用免疫抑制剂，临床通常将其分为基础治疗和挽救治疗两类。基础治疗在移植手术时就会开始使用，又可分为诱导阶段和维持阶段，主要区别是前者的用药剂量会更大些。挽救治疗则在已发生急性排斥反应后才使用，这里通常会再次加大免疫抑制剂的用药剂量，也可能会适当调整用药方案。

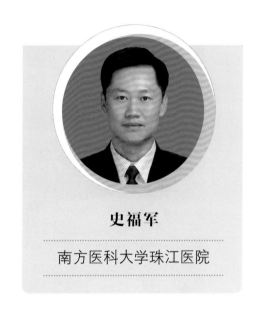

史福军

南方医科大学珠江医院

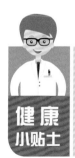

健康小贴士

器官移植患者需要在医生的指导下长期服用免疫抑制剂，切不可根据自我感觉和自身经验，自行调整方案。

30 外周血 T、B 淋巴细胞百分比均是 0，这是什么病

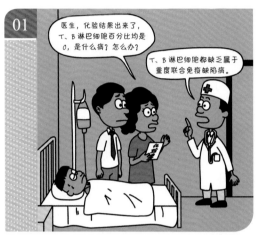

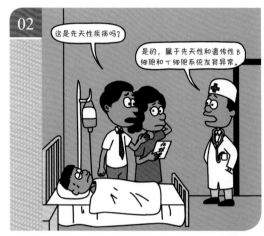

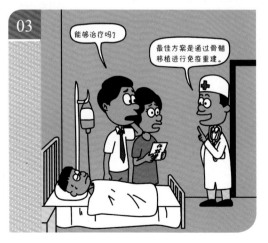

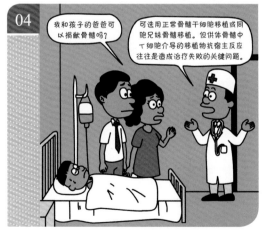

专家解读

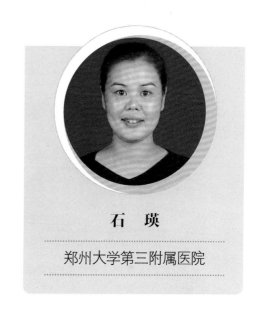

石　瑛

郑州大学第三附属医院

联合免疫缺陷病指一组兼有抗体免疫缺陷和细胞免疫缺陷的临床表现的疾病。又可分为严重联合免疫缺陷病（SCID）和部分性联合免疫缺陷病，病情严重程度变化较大。包括一组先天性疾病，如常染色体隐性遗传性 SCID、有腺苷脱氨酶（ADA）缺乏的 SCID、X 连锁隐性遗传性 SCID、伴有白细胞减少的 SCID 等，是一种重型免疫缺陷病。其特点是先天性 B 细胞和 T 细胞系统异常。患儿由于存在体液和细胞免疫的联合缺陷，对各种病原生物都易感，临床上常发生反复肺部感染、口腔念珠菌感染、慢性腹泻、败血症等。

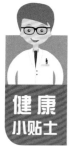

健康
小贴士

患儿应得到特别的儿科护理，包括预防和治疗感染，应有适当的隔离措施，注重营养，一旦发现感染灶应及时治疗。

31 捐献骨髓（血液）对自己有害吗

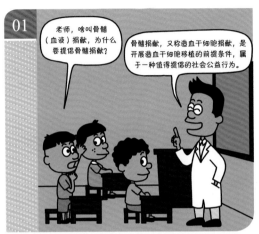

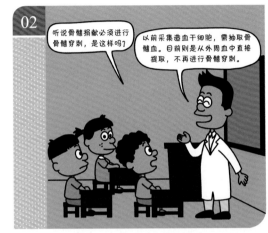

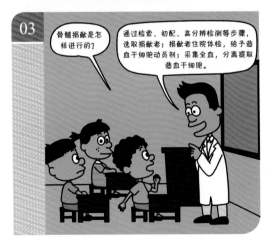

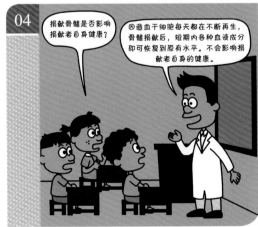

专家解读

骨髓（血液）捐献，实质上是造血干细胞捐献。骨髓捐献是开展造血干细胞移植的前提条件。造血干细胞移植是目前治疗白血病、淋巴瘤和骨髓瘤等血液肿瘤的一种有效手段。骨髓捐献，是在使用"干细胞动员剂"之后，在密闭、安全环境中，直接从捐献者手臂静脉处采集全血，通过血细胞分离机提取造血干细胞，同时，将其他血液成分回输捐献者体内。在正常情况下，在2周内，血液中的各种成分可恢复到原有水平。因此，捐献骨髓不会影响捐献者的身体健康。

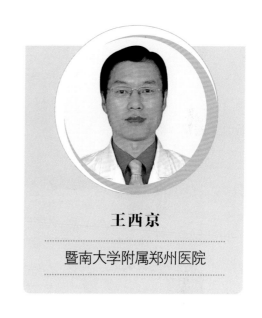

王西京

暨南大学附属郑州医院

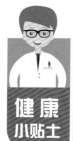

健康小贴士

骨髓捐献是一种值得提倡的社会公益行为。除采集过程有轻微的疼痛和不适之外，骨髓捐献对捐献者自身的健康没有任何不良影响。

宝宝黄疸指数高，会不会是新生儿溶血症

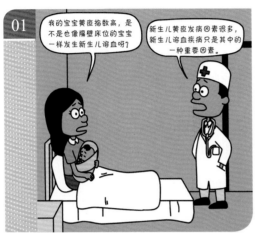

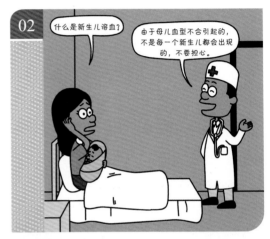

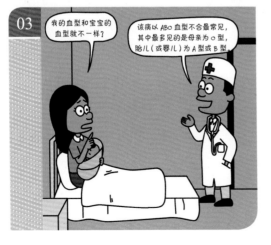

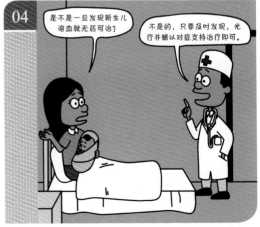

专家解读

新生儿发生溶血的原因是由于母亲的血型与胎儿的血型不合，Rh 血型不合所致溶血常比 ABO 血型不合更为严重。

（1）Rh 血型不合：通常是母亲为 Rh 阴性，胎儿为 Rh 阳性而血型不合，并引起溶血，一般第一胎不发病，而从第二胎起发病，但是，如果 Rh 阴性的母亲在第一胎前曾接受过 Rh 阳性的输血，则第一胎也可发病。

（2）ABO 血型不合：该病以 ABO 血型不合最常见，其中最多见的是母亲为 O 型，胎儿（或婴儿）为 A 型或 B 型。第一胎即可发病，分娩次数越多，发病率越高，且一次比一次严重。

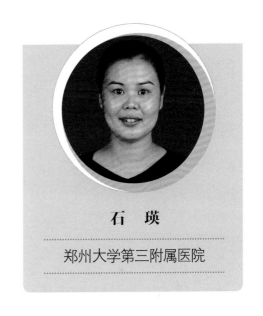

石 瑛

郑州大学第三附属医院

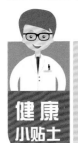

健康小贴士

新生儿 ABO 溶血病出生早期监测胆红素，达到光疗标准时应及时光疗。Rh 阴性产妇应在分娩 Rh 阳性婴儿后 72 小时内肌内注射 Rh 免疫球蛋白，以预防下一胎发生 Rh 溶血。

图书在版编目（CIP）数据

人体健康与免疫科普丛书. 疾病诊断篇 / 王辉主编. —北京：
人民卫生出版社，2018

ISBN 978-7-117-26060-2

Ⅰ. ①人…　Ⅱ. ①王…　Ⅲ. ①免疫学 – 普及读物
②免疫性疾病 – 诊断　Ⅳ. ①R392-49 ②R593.04

中国版本图书馆 CIP 数据核字（2018）第 014583 号

人卫智网	www.ipmph.com	医学教育、学术、考试、健康，
		购书智慧智能综合服务平台
人卫官网	www.pmph.com	人卫官方资讯发布平台

人体健康与免疫科普丛书——疾病诊断篇

主　　编：王　辉
出版发行：人民卫生出版社（中继线 010-59780011）
地　　址：北京市朝阳区潘家园南里 19 号
邮　　编：100021
E - mail：pmph @ pmph.com
购书热线：010-59787592　010-59787584　010-65264830
印　　刷：北京盛通印刷股份有限公司
经　　销：新华书店
开　　本：889 × 1194　1/24　印张：3⅓
字　　数：53 千字
版　　次：2018 年 2 月第 1 版　2018 年 2 月第 1 版第 1 次印刷
标准书号：ISBN 978-7-117-26060-2/R・26061
定　　价：30.00 元

打击盗版举报电话：010-59787491　E-mail：WQ @ pmph.com
（凡属印装质量问题请与本社市场营销中心联系退换）